88 Recetas de Comidas y Jugos Orgánicos Para El Cáncer de Ovarios:

La Forma Natural De Combatir El Cáncer

Por

Joe Correa CSN

DERECHOS DE AUTOR

Esta publicación está diseñada para proveer información precisa y autoritaria respecto al tema en cuestión. Es vendido con el entendimiento de que ni el autor ni el editor están envueltos en brindar consejo médico. Si éste fuese necesario, consultar con un doctor. Este libro es considerado una guía y no debería ser utilizado en ninguna forma perjudicial para su salud. Consulte con un médico antes de iniciar este plan nutricional para asegurarse que sea correcto para usted.

RECONOCIMIENTOS

Este libro está dedicado a mis amigos y familiares que han tenido una leve o grave enfermedad, para que puedan encontrar una solución y hacer los cambios necesarios en su vida.

88 Recetas de Comidas y Jugos Orgánicos Para El Cáncer de Ovarios:

La Forma Natural De Combatir El Cáncer

Por

Joe Correa CSN

CONTENIDOS

ACERCA DEL AUTOR

Luego de años de investigación, honestamente creo en los efectos positivos que una nutrición apropiada puede tener en el cuerpo y la mente. Mi conocimiento y experiencia me han ayudado a vivir más saludablemente a lo largo de los años y los cuales he compartido con familia y amigos. Cuanto más sepa acerca de comer y beber saludable, más pronto querrá cambiar su vida y sus hábitos alimenticios.

La nutrición es una parte clave en el proceso de estar saludable y vivir más, así que empiece ahora. El primer paso es el más importante y el más significativo.

INTRODUCCION

88 Recetas de Comidas y Jugos Orgánicos Para El Cáncer de Ovarios: La Forma Natural De Combatir El Cáncer

Por Joe Correa CSN

El cáncer de ovarios es una enfermedad seria, y es la quinta causa de muertes por cáncer en las mujeres. Los exámenes ginecológicos regulares y el descubrimiento temprano, hacen que esta enfermedad sea curable en el 90% de los casos, con muchos tratamientos disponibles.

Otra cosa importante que puede hacer es mejorar su sistema inmune, lo que ayudará a mantener saludable y resistente a las células cancerígenas. La mejor forma es a través de la alimentación. Comidas saludables como frutas, vegetales, frutos secos, semillas, legumbres y aceites saludables, le darán a su cuerpo la fortaleza para combatir todas las enfermedades, incluyendo el cáncer de ovarios.

Las frutas y vegetales son definitivamente importantes y las debe incluir en su dieta diaria. Contienen antioxidantes poderosos y otros nutrientes importantes que ayudan a reducir los radicales libres, los cuales son potencialmente responsables del desarrollo de células malignas en el cuerpo. Los vegetales coloridos como pimientos, zanahorias y calabaza son las opciones más ricas en antioxidantes para usted. Otros vegetales como el brócoli, brotes de Bruselas, berro, verdes de nabo, repollo, verdes de remolacha, coliflor y todas las frutas también son una fuente sorprendente de estas substancias contra del cáncer.

Cuando hablamos del cáncer de ovarios, los mejores ingredientes son la palta, repollo, pimientos, tomates, espárragos, té verde, pomelos, jengibre y bayas. Estos ingredientes poderosos deberían ser la base de sus jugos para combatir el cáncer de ovarios.

He creado esta maravillosa colección de recetas de comidas y jugos sabrosas que lo ayudarán a prevenir el cáncer de ovarios. Estas comidas y jugos están basadas en ingredientes saludables repletos de diferentes nutrientes que su cuerpo necesita cada día. Comience hoy y vea los resultados dentro de poco tiempo.

88 RECETAS DE COMIDAS Y JUGOS ORGÁNICOS PARA EL CÁNCER DE OVARIOS: LA FORMA NATURAL DE COMBATIR EL CÁNCER

COMIDAS

1. **Gachas de Naranja y Quínoa de Desayuno**

Ingredientes:

1 taza de quínoa blanca

1 taza de agua

¼ taza de damascos secos, en trozos

¼ taza de ciruelas pasas, en trozos

½ taza de jugo de naranja

¼ cucharadita de canela molida

¼ taza de almendras tostadas, en trozos

¼ cucharadita de jengibre, molido

Preparación:

Combinar la quínoa y agua en una olla y hervir. Reducir el fuego y cocinar por 10-15 minutos. Remover y revolver con un tenedor. Dejar a un lado.

Combinar la quínoa, damascos y ciruelas pasas. Rociar con jugo de naranja, jengibre y canela a gusto. Revolver bien y cubrir con almendras antes de servir.

Información nutricional por porción: Kcal: 314, Proteínas: 10.5g, Carbohidratos: 53.1g, Grasas: 7.6g

2.   Omelette de Calabacín

Ingredientes:

6 huevos grandes, batidos

2 tazas de calabacín, rallado

1 cucharada de aceite de oliva

½ taza de champiñones, en trozos

½ cucharadita de Sal Himalaya

¼ cucharadita de pimienta negra, molida

Preparación:

Precalentar el aceite en una sartén grande a fuego medio/alto. Añadir el calabacín y champiñones. Cocinar por 5 minutos, hasta que ablanden.

Mientras tanto, batir los huevos, sal y pimienta en un tazón. Verter esta mezcla sobre los vegetales. Revolver hasta cubrir bien. Cocinar por 3-4 minutos. Remover del fuego.

Rociar con perejil fresco y servir.

Información nutricional por porción: Kcal: 198, Proteínas: 13.9g, Carbohidratos: 3.8g, Grasas: 14.8g

3.   Cazuela de Garbanzos

Ingredientes:

2 tazas de caldo de pollo, sin sal

1 zanahoria mediana, en rodajas

½ taza de cebada, remojada por la noche

2 tazas de garbanzos, pre cocidos

1 cebolla morada pequeña, en trozos

4 cucharadas de perejil fresco, picado fino

1 diente de ajo, aplastado

½ cucharadita de sal

Preparación:

Precalentar el horno a 375°.

Remojar los frijoles por la noche. Colar y lavar. Ponerlos en una olla de agua hirviendo y cocinar hasta que ablanden. Remover del fuego y colar. Dejar a un lado.

Combinar los frijoles, zanahoria, cebada, cebolla, ajo y sal en un tazón grande. Revolver bien y transferir a una cazuela. Verter el caldo encima y rociar con perejil.

Tapar y llevar al horno por 40-45 minutos.

Remover del horno y dejar reposar antes de servir.

Información nutricional por porción: Kcal: 198, Proteínas: 13.9g, Carbohidratos: 3.8g, Grasas: 14.8g

4. Gachas de Té Verde

Ingredientes:

1 taza de quínoa blanca

1 taza de agua

1 cucharadita de polvo de té verde

1 cucharada de jarabe de arce,

¼ taza de dátiles, en trozos

1 taza de leche de coco

1 cucharadita de extracto de vainilla

Preparación:

Combinar el agua y la quínoa en una olla profunda. Hervir y reducir el fuego al mínimo. Añadir los dátiles y polvo de té verde. Tapar y cocinar por 15-20 minutos.

Agregar la leche de coco, extracto de vainilla y jarabe de arce. Cocinar por 3 minutos más y remover del fuego.

Servir inmediatamente.

Información nutricional por porción: Kcal: 456, Proteínas: 10.2g, Carbohidratos: 56.6g, Grasas: 22.6g

5. Basmati y Frijoles

Ingredientes:

1 taza de arroz basmati, pre cocido

3 tazas de agua

1 tallo de apio mediano, en trozos

¼ taza de cebollas de verdeo, en trozos

1 pimiento mediano, en trozos

1 libra de porotos, pre cocidos

2 tazas de tomates, en cubos

2 dientes de ajo, aplastados

¼ cucharadita de Tabasco sauce

1 cucharada de aceite de oliva

¼ cucharadita de pimienta negra, molida

Preparación:

Poner el arroz en una olla profunda. Añadir 3 tazas de agua y hervir. Reducir el fuego al mínimo y cocinar por 15 minutos más. Remover del fuego y dejar a un lado.

Precalentar el aceite en una sartén grande a fuego medio/alto. Añadir el apio, cebollas de verdeo y pimiento. Cocinar por 3-4 minutos y reducir el fuego. Continuar cocinando 3 minutos más, y añadir los tomates y frijoles, y rociar con sal y pimienta.

Hervir y reducir el fuego al mínimo. Tapar y cocinar por 10 minutos más. Añadir el arroz y cocinar 2 minutos. Remover del fuego y servir.

Información nutricional por porción: Kcal: 272, Proteínas: 13.4g, Carbohidratos: 50.4g, Grasas: 2.4g

6.   Batido de Frutilla y Col Rizada

Ingredientes:

1 taza de col rizada orgánica

½ taza de frutillas congeladas, en trozos

½ taza de ciruelas, sin carozo y en trozos

1 taza de agua de coco

1 cucharada de aceite de cáñamo

1 cucharada de semillas de chía

Preparación:

Lavar la col rizada, trozarla y dejar a un lado.

Lavar las ciruelas y remover el carozo. Trozar y dejar a un lado.

Combinar la col rizada, ciruelas y frutillas en una procesadora. Añadir agua de coco y aceite de cáñamo. Pulsar hasta obtener una mezcla suave. Transferir a vasos y rociar con semillas de chía.

Refrigerar por 20 minutos o añadir cubos de hielo y servir.

Información nutricional por porción: Kcal: 194, Proteínas: 1.9g, Carbohidratos: 10.2g, Grasas: 15.3g

7.   Estofado de Orzo y Bacalao

Ingredientes:

12 onzas de filetes de bacalao, sin hueso y en trozos

2 tazas de caldo de pollo

2 tazas de tomates enlatados

4 onzas de orzo, pre cocido

1 cebolla pequeña, en trozos

¼ cucharadita de pimienta negra, molida

¼ cucharadita de cúrcuma molida

½ cucharadita de polvo de ajo

2 cucharaditas de aceite de oliva

½ cucharadita de sal

Preparación:

Cocinar la pasta usando las instrucciones del paquete. Remover y colar. Dejar a un lado.

Precalentar el aceite en una sartén antiadherente grande a fuego medio/alto. Añadir la cebolla y polvo de ajo y freír hasta que trasluzca.

Agregar los tomates y caldo vegetal. Rociar con sal, pimienta y cúrcuma. Revolver bien y reducir el fuego al mínimo. Cocinar por 7-10 minutos más y agregar el pescado en trozos.

Cocinar por 5-10 minutos más. Remover del fuego y añadir la pasta.

Servir caliente.

Información nutricional por porción: Kcal: 135, Proteínas: 14.9g, Carbohidratos: 12.3g, Grasas: 2.6g

8.   Ensalada Cremosa de Fuji y Durazno

Ingredientes:

1 durazno grande, sin carozo y en trozos

2 damascos, sin carozo y en trozos

1 banana grande, en trozos

1 taza de sandía

1 manzana Fuji grande, sin centro y en trozos

4 cucharadas de agua de coco

1 cucharadita de néctar de agave

2 cucharadas de crema agria

2 cucharadas de jugo de limón

1 cucharada de ralladura de limón

Preparación:

Mezclar la crema agria, jugo de limón, agua de coco y néctar de agave en un tazón. Revolver y dejar a un lado.

Combinar los duraznos, damascos, banana, sandía y manzana en un tazón grande. Rociar con el aderezo y revolver.

Refrigerar por 30 minutos antes de servir.

Información nutricional por porción: Kcal: 146, Proteínas: 2.1g, Carbohidratos: 32.6g, Grasas: 2.4g

9.   Pollo Crujiente Horneado

Ingredientes:

1 libra de pechugas de pollo, sin piel ni hueso

¼ taza de tomates secados al sol

½ taza de pan rallado

1 cucharadita de Sazón Italiano

2 dientes de ajo, picados

1 huevo de corral, batido

¼ cucharadita de pimienta negra, molida

½ cucharadita de sal

1 cucharada de romero fresco, picado

2 cucharadas de aceite de oliva

Preparación:

Precalentar el horno a 400°.

Combinar los tomates, pan rallado, sazón italiana y ajo en una procesadora, y pulsar. Transferir a un tazón grande.

Remojar las pechugas de pollo en huevo y luego en pan rallado.

Tomar una fuente de hornear grande y engrasarla con aceite. Esparcir las pechugas de pollo y llevar al horno por 20-25 minutos, hasta que dore. Remover del horno y rociar con romero fresco.

Servir inmediatamente.

Información nutricional por porción: Kcal: 474, Proteínas: 48.3g, Carbohidratos: 15.3g, Grasas: 23.6g

10.   Sopa de Espárragos Silvestres

Ingredientes:

2 libras de espárragos, recortados

2 cebollas pequeñas, sin piel y picadas finas

1 taza de crema pesada

4 tazas de caldo vegetal

2 cucharadas de manteca

1 cucharada de aceite vegetal

½ cucharadita de sal

½ cucharadita de orégano seco, molido

½ cucharadita de pimienta cayena, molida

Preparación:

Lavar y colar los espárragos. Cortar en piezas de 1 pulgada de espesor. Dejar a un lado.

Derretir la manteca en una olla a fuego medio/alto. Añadir las cebollas y freír hasta que trasluzcan. Agregar los espárragos, orégano, sal y pimienta cayena. Revolver bien y continuar cocinando hasta que los espárragos ablanden.

Añadir el caldo vegetal y hervir. Reducir el fuego al mínimo, tapar, y cocinar por 20 minutos. Remover del fuego y añadir la crema pesada.

Servir inmediatamente.

Información nutricional por porción: Kcal: 284, Proteínas: 11g, Carbohidratos: 14.1g, Grasas: 22g

11.   Bolas de Papa Marinadas

Ingredientes:

3 papas grandes, peladas

1 cebolla grande, sin piel y picadas finas

1 libra espinaca fresca, desmenuzada

¼ taza de queso mozzarella, rallado

2 huevos, batidos

½ cucharadita de sal

¼ cucharadita de pimienta negra, molida fresca

1 cucharadita de orégano seco, molido

1 taza de leche descremada

¼ taza de harina común

¼ taza de harina de maíz

Para la marinada casera (opcional):

1 libra tomates frescos, sin piel y en trozos

1 cebolla grande, sin piel y picadas finas

3 dientes de ajo, aplastados

4 cucharadas de aceite de oliva extra virgen

¼ taza de vino blanco

1 cucharadita de azúcar

1 cucharada de romero seco, aplastado

½ cucharadita de sal

1 cucharada de pasta de tomate

Preparación:

Primero preparar las bolas. Poner las papas peladas en una olla profunda y añadir agua hasta cubrir. Hervir y reducir el fuego. Cocinar hasta que ablanden, remover del fuego y colar. Añadir 1 taza de leche y hacer puré. Transferir a un tazón grande.

Añadir batiendo los huevos, uno por vez, y mezclar bien con una cuchara. Agregar los ingredientes restantes y mezclarlos usando sus manos.

Formar las bolas y dejar a un lado.

Calentar el aceite de oliva en una sartén grande. Añadir las cebollas y ajo, y freír hasta que trasluzcan. Agregar los tomates pelados y reducir el fuego al mínimo. Cocinar hasta que ablande, unos 10 minutos. Verter ¼ taza de vino blanco, azúcar, romero, sal y 1 cucharada de pasta de tomate. Revolver bien y cocinar por 5 minutos más. Remover la marinada del fuego y transferir a un tazón.

Poner las bolas de papa en una sartén antiadherente y cocinar por 10 minutos a fuego medio. Remover del fuego y verter la salsa marinada encima.

Servir inmediatamente.

Información nutricional por porción: Kcal: 434, Proteínas: 13.3g, Carbohidratos: 61.9g, Grasas: 16.1g

12.   Vegetales de Raíz Horneados

Ingredientes:

3 tazas de batatas, sin piel y en cubos

2 tazas de chirivías, sin piel y en trozos

1 cebolla morada grande, en trozos

10 onzas de rábanos, recortados y en trozos

5 dientes de ajo, aplastados

2 cucharadas de aceite de oliva

1 cucharadita de tomillo seco, picado

½ cucharadita de pimienta negra, molida

½ cucharadita de sal

Preparación:

Precalentar el horno a 450°.

Combinar las papas, cebolla, chirivías, ajo y rábanos en un tazón grande. Rociar con sal y pimienta, y verter aceite de oliva encima. Sacudir para combinar.

Tomar una fuente de hornear grande y esparcir los vegetales en 1 capa.

Llevar al horno por 40-45 minutos. Servir con tomillo.

Información nutricional por porción: Kcal: 184, Proteínas: 2.5g, Carbohidratos: 33.9g, Grasas: 5g

13.   Pavo con Pasta al Kiwi

Ingredientes:

1 libra de pechugas de pavo, en trozos del tamaño de un bocado

8 onzas de fideos, pre cocidos

3 kiwis grandes, sin piel y en trozos

2 tazas de calabaza, en trozos

2 tazas de broccoli, en trozos

4 cucharadas de Queso parmesano, rallado

2 cucharadas de Mostaza de Dijon

4 cucharadas de vinagre de vino tinto

2 cucharadas de aceite de oliva

1 cucharada de albahaca fresca, picada fina

2 dientes de ajo, picados

½ cucharadita de sal

¼ cucharadita de pimienta negra, molida

Preparación:

Precalentar 1 cucharada de aceite en una sartén grande a fuego medio/alto. Añadir los trozos de carne y rociar con sal y pimienta. Cocinar por 5 minutos, revolviendo ocasionalmente. Remover del fuego y dejar a un lado.

Cocinar los fideos usando las instrucciones del paquete. Añadir el brócoli y calabaza en el último minuto de cocción. Remover del fuego y colar bien. Dejar a un lado.

Combinar el aceite restaste, vinagre, ajo, albahaca y mostaza en un tazón. Revolver bien para combinar y verter sobre la mezcla de fideos. Dejar reposar.

Pelar y trozar los kiwis y añadir a los fideos.

Servir el pavo y verter la pasta encima. Rociar con queso y servir.

Información nutricional por porción: Kcal: 208, Proteínas: 17g, Carbohidratos: 17.3g, Grasas: 8.5g

14. Batido Impulsador Verde

Ingredientes:

½ taza de broccoli, en trozos

½ taza de col rizada, despedazada

1 remolacha grande, recortados y en trozos

1 pepino grande, en trozos

1 taza de alcachofa, en trozos

2 onzas de agua

½ cucharadita de Sal Himalaya

Preparación:

Lavar y preparar los vegetales. Combinar en una procesadora hasta que esté cremoso. Transferir a vasos y añadir el agua y sal.

Añadir cubos de hielo y servir inmediatamente.

Información nutricional por porción: Kcal: 60, Proteínas: 3.4g, Carbohidratos: 13.6g, Grasas: 0.3g

15.　Cazuela de Brócoli y Arroz

Ingredientes:

10 onzas de brócoli fresco, en trozos

1 taza de arroz, pre cocido

2 tazas de caldo vegetal

2 tazas de Queso cheddar, rallado

½ cucharadita de pimienta negra, molida

¼ cucharadita de Pimienta cayena

2 dientes de ajo, picados

1 cebolla pequeña, en trozos

1 cucharada de aceite de oliva

Preparación:

Precalentar el horno a 350°.

Poner el arroz en una olla profunda. Añadir 3 tazas de agua y hervir. Reducir el fuego al mínimo y cocinar por 15 minutos. Remover del fuego y dejar a un lado.

Esparcir el brócoli en una fuente de hornear grande. Hervir por 5 minutos y luego cubrir con el arroz.

Mientras tanto, combinar el caldo vegetal y queso en un tazón mediano. Rociar con pimienta y pimienta cayena. Revolver bien y verter encima del arroz y brócoli.

Llevar al horno por 35-40 minutos. Remover del fuego y dejar reposar.

Servir caliente.

Información nutricional por porción: Kcal: 303, Proteínas: 16.5g, Carbohidratos: 25.5g, Grasas: 15.8g

16.   Sopa Invernal de Carne y Vegetales

Ingredientes:

1 libra de filete de res, en trozos del tamaño de un bocado

1 cebolla pequeña, en rodajas

2 tazas de tomates enlatados

2 papas medianas, sin piel y en cubos

1 nabo mediano, en trozos

1 zanahoria mediana, en rodajas

½ taza de apio, en trozos

½ cucharadita de pimienta negra, molida

½ cucharadita de sal

1 cucharadita de albahaca seca, picada

5 tazas de agua

Preparación:

Poner los trozos de carne y cebolla en una olla. Verter el agua y rociar con sal, pimienta y albahaca. Cocinar hasta que la carne ablande.

Añadir los tomates, papas, nabo y zanahoria. Reducir el fuego al mínimo y tapar. Cocinar por 20 minutos más y agregar el apio.

Continuar cocinando por 15 minutos y remover del fuego.

Servir caliente.

Información nutricional por porción: Kcal: 303, Proteínas: 16.5g, Carbohidratos: 25.5g, Grasas: 15.8g

17.   Quínoa y Salmon

Ingredientes:

1 libra de filetes de salmón, en rodajas finas

1 taza de quínoa, pre cocida

2 dientes de ajo, picados fino

3 tazas de agua

½ cucharadita de sal marina

¼ cucharadita de pimienta negra, molida fresca

¼ cucharadita de cúrcuma molida

2 cucharadas de aceite de oliva

1 cucharada de romero fresco, picado

2 cucharadas de vinagre balsámico

1 cucharada de jugo de limón, recién exprimido

Preparación:

Combinar la quínoa y agua en una olla profunda. Hervir y reducir el fuego al mínimo. Cocinar por 15 minutos más. Remover del fuego y añadir la cúrcuma. Dejar a un lado.

Combinar 1 cucharada de aceite, sal, pimienta, romero, vinagre y jugo de limón en un tazón. Dejar a un lado.

Precalentar el aceite restante en una sartén grande a fuego medio/alto. Añadir el ajo y freír hasta que trasluzca. Agregar los filetes y cocinar por 3-4 minutos de cada lado. Remover del fuego y transferir a platos. Rociar con el aderezo y servir con quínoa.

Servir inmediatamente.

Información nutricional por porción: Kcal: 256, Proteínas: 19g, Carbohidratos: 20.6g, Grasas: 11.2g

18.   Ensalada de Palta y Espinaca

Ingredientes:

1 taza de trozos de palta

1 taza de espinaca, en trozos

2 huevos grandes, hervidos

2 cucharadas de jugo de limón

1 cucharada de mayonesa

½ cucharadita de Sal Himalaya

1 cucharada de aceite de oliva

¼ cucharadita de pimienta negra, molida

Preparación:

Combinar el jugo de limón, mayonesa, sal, aceite y pimienta en un tazón. Revolver bien y dejar a un lado.

Pelar la palta y cortar por la mitad. Remover el carozo y trozar. Dejar a un lado.

Hervir los huevos. Dejar enfriar y pelar. Cortar en trozos del tamaño de un bocado y dejar a un lado.

Lavar la espinaca y trozarla. Dejar a un lado.

Combinar la palta, huevo y espinaca en un tazón de ensalada grande. Rociar con el aderezo y sacudir para cubrir.

Refrigerar 20 minutos antes de servir.

Información nutricional por porción: Kcal: 317, Proteínas: 8.3g, Carbohidratos: 9.5g, Grasas: 8.9g

19. Espinaca con Champiñones

Ingredientes:

10 onzas de espinaca, en trozos

1 taza de champiñones, en trozos

2 pimientos rojos grandes, en rodajas

2 dientes de ajo, picados fino

2 cucharadas de aceite de oliva

¼ cucharadita de ají picante, molido

½ cucharadita de Sal Himalaya

½ cucharadita de jengibre, molido

Preparación:

Precalentar el aceite en una sartén grande a fuego medio/alto. Añadir el ajo y rociar con jengibre y ají picante. Cocinar por 1 minuto.

Añadir los champiñones y pimientos en rodajas. Cocinar por 3-4 minutos y agregar la espinaca. Continuar cocinando por 3 minutos más, revolviendo constantemente.

Servir inmediatamente.

Información nutricional por porción: Kcal: 136, Proteínas: 4.4g, Carbohidratos: 11.1g, Grasas: 10g

20.   Torta de Avena de Desayuno

Ingredientes:

2 tazas de copos de avena

1 huevo grande, batido

3 cucharadas de aceite de canola

1 cucharadita de polvo de hornear

¼ taza de ciruelas pasas

¼ taza de almendras tostadas

½ taza de leche descremada

2 cucharadas de miel

½ cucharadita de canela molida

Preparación:

Precalentar el horno a 350°-

Combinar los copos de avena, polvo de hornear, almendras y canela. Revolver bien y dejar a un lado.

Batir el huevo, aceite de canola, leche y miel en un tazón. Añadirlo a los ingredientes secos.

Esparcir la mezcla en una fuente de hornear grande. Llevar al horno por 25 minutos. Cubrir con ciruelas pasas y cocinar 5 minutos más.

Remover del horno y servir con leche.

Información nutricional por porción: Kcal: 494, Proteínas: 12.6g, Carbohidratos: 62.4g, Grasas: 23.2g

21. Budín de Pollo con Alcachofas

Ingredientes:

1 libra carne de pollo oscura y blanca, cocida

2 alcachofas medianas

2 cucharadas de manteca

2 cucharadas de aceite de oliva extra virgen

1 limón grande, exprimido

1 puñado de hojas de perejil frescas

1 cucharadita de sal Himalaya rosa

¼ cucharadita de pimienta negra, molida fresca

½ cucharadita de ají picante, molido

Preparación:

Lavar la carne y secarla con papel de cocina. Cortar en trozos pequeños y remover los huesos. Frotar con aceite de oliva y dejar a un lado.

Calentar una sartén a fuego medio/alto. Bajar el fuego a medio y añadir la carne. Cocinar por 1 minuto hasta obtener un color dorado. Rotar, tapar y bajar el fuego al mínimo. Cocinar por 10 minutos. Remover del fuego y dejar reposar 10 minutos más.

Mientras tanto, preparar la alcachofa. Cortar el limón en mitades y exprimir el jugo en un tazón pequeño. Dividir el jugo por la mitad y dejar a un lado.

Recortar las hojas externas de la alcachofa hasta llegar a las amarillas y blandas. Cortar en trozos de ½ pulgada. Frotar con la mitad del jugo de limón y llevar a una olla. Añadir agua hasta cubrir y cocinar hasta que ablande. Remover del fuego, colar y dejar enfriar.

Combinar la alcachofa con el pollo en un tazón grande. Añadir la sal, pimienta y jugo de limón restante.

Derretir la manteca a fuego medio y rociar sobre el budín. Sazonar con ají picante y perejil. Servir.

Información nutricional por porción: Kcal: 369, Proteínas: 35.7g, Carbohidratos: 10g, Grasas: 21.3g

22.   Galletas de Chocolate de Trigo Integral

Ingredientes:

1 taza de harina de trigo integral

1 taza de copos de avena

½ taza de nueces pecanas, en trozos

2 cucharadas de mantequilla de maní

1 taza de chips de chocolate, en trozos

½ cucharadita de bicarbonato de sodio

½ taza de miel, cruda

3 cucharadas de manteca

1 huevo de corral

Preparación:

Precalentar el horno a 375°.

Combinar la harina, copos de avena, nueces pecanas y bicarbonato de sodio en un tazón grande. Revolver bien y dejar a un lado.

Combinar la mantequilla de maní, chips de chocolate, miel, manteca y huevo. Batir bien y añadirlo a los ingredientes secos.

Tomar una fuente de hornear grande y verter las galletas en la forma deseada. Llevar al horno por 10 minutos. Remover y dejar enfriar.

Servir con leche o té.

Información nutricional por porción: Kcal: 287, Proteínas: 5.3g, Carbohidratos: 40g, Grasas: 12.6g

23. Estofado de Calabaza y Ají Picante

Ingredientes:

1 taza de calabaza, sin piel y en trozos

1 taza de frijoles negros remojados

1 taza de frijoles blancos, remojados

1 pimiento rojo grande, en trozos

2 taza de tomates en cubos

2 cucharadas de pasta de tomate

½ cucharadita de comino, molido

¼ cucharadita de ají picante, molido

¼ cucharadita de orégano seco, molido

2 dientes de ajo, picados

1 cucharada de aceite de oliva

½ cucharadita de sal

Preparación:

Remojar los frijoles por la noche. Colar y ponerlos en una

olla profunda. Añadir agua hasta cubrir y cocinar hasta que ablanden. Remover del fuego y colar. Dejar a un lado.

Pelar la calabaza y remover las semillas. Cortar en trozos pequeños y poner en una olla profunda. Añadir agua hasta cubrir y cocinar hasta que ablande.

Precalentar el aceite en una olla a fuego medio/alto. Añadir el ajo y freír hasta que trasluzca. Agregar los pimientos, frijoles, tomates y pasta de tomate. Verter agua hasta cubrir y rociar con sal.

Hervir y reducir el fuego. Tapar y cocinar por 15-20 minutos. Añadir la calabaza y cocinar 5 minutos más.

Rociar con orégano, ají y comino. Revolver bien y servir caliente.

Información nutricional por porción: Kcal: 332, Proteínas: 19.4g, Carbohidratos: 58.2g, Grasas: 4g

24.   Batido de Frutilla y Ananá

Ingredientes:

1 taza de frutillas, en trozos

1 taza de ananá, en trozos

¼ taza de leche de coco, orgánica

½ taza de agua

2-3 almendras

1 cucharadita de miel, cruda

Preparación:

Lavar las frutillas. Colar y remover las hojas. Cortar en piezas pequeñas y dejar a un lado.

Pelar el ananá y trozarlo.

Combinar las frutillas, ananá, leche, almendras, miel y agua en una procesadora. Pulsar y añadir hielo antes de servir.

Información nutricional por porción: Kcal: 395, Proteínas: 4.7g, Carbohidratos: 42.4g, Grasas: 26.8g

25. Filetes de Atún Marinados

Ingredientes:

1 libra de filetes de atún

4 cucharadas de aceite de oliva extra virgen

1 cucharada de vinagre balsámico

1 cucharadita de jugo de limón

1 cucharada de romero fresco, en trozos

1 cucharada de tomillo fresco, picado fino

1 cucharadita de miel líquida

¼ cucharadita de comino, molido

¼ cucharadita de sal marina

¼ cucharadita de pimienta negra, molida fresca

Preparación:

Combinar el aceite de oliva, vinagre, jugo de limón, romero, tomillo, miel líquida, sal y pimienta en un tazón grande. Revolver bien y poner los filetes de atún en la mezcla. Cubrir y dejar reposar por 30 minutos.

Precalentar el grill a fuego medio/alto. Añadir los filetes de atún y grillar por 2-3 minutos de cada lado. Cepillar con marinada mientras se cocinan.

Transferir a un plato y servir con vegetales al vapor.

Información nutricional por porción: Kcal: 454, Proteínas: 45.4g, Carbohidratos: 3.6g, Grasas: 28.5g

26.   Brócoli en Salsa de Limón

Ingredientes:

1 taza de coliflor, en trozos

2 tazas de broccoli, en trozos

3 cucharadas de jugo de limón, recién exprimido

1 cucharada de aceite de oliva

1 diente de ajo, aplastado

1 cucharada de perejil fresco, picado fino

¼ cucharadita de sal

¼ cucharadita de pimienta negra, molida

Preparación:

Lavar y cortar el brócoli y coliflor en trozos del tamaño de un bocado. Esparcir en una fuente de hornear grande. Hervir por 10 minutos a fuego medio/alto. Remover del horno y transferir a un plato. Dejar a un lado.

Precalentar el aceite en una sartén antiadherente a fuego medio/alto. Añadir el ajo y cocinar por 2 minutos. Agregar el jugo de limón y continuar cocinando 1 minuto más. Remover del fuego.

Verter el jugo de limón sobre los vegetales y revolver. Decorar con perejil fresco y servir.

Información nutricional por porción: Kcal: 113, Proteínas: 3.9g, Carbohidratos: 10g, Grasas: 7.6g

27. Gachas de Zanahoria y Pasas

Ingredientes:

1 taza de quínoa

2 tazas de agua

½ taza de jugo de manzana, sin endulzar

1 taza de zanahorias, ralladas

3 cucharadas de pasas de uva

1 cucharada de miel líquida

¼ cucharadita de canela molida

½ cucharadita de extracto de vainilla

Preparación:

Combinar el agua y quínoa en una sartén mediana a fuego medio/alto. Hervir y añadir el jugo de manzana. Reducir el fuego, tapar y cocinar por 15-20 minutos.

Agregar las zanahorias y pasas de uva. Rociar con canela y revolver. Cocinar otros 5 minutos y remover del fuego. Añadir la miel y extracto de vainilla. Cubrir con nueces.

Servir inmediatamente.

Información nutricional por porción: Kcal: 220, Proteínas: 6.5g, Carbohidratos: 43.4g, Grasas: 2.6g

28. Estofado de Frijoles Rojos

Ingredientes:

7 onzas de frijoles rojos, pre cocidos

2 zanahorias medianas, en trozos

2 tallos de apio, en trozos

1 cebolla grande, sin piel y picadas finas

2 cucharadas de pasta de tomate

1 cucharada de harina común

½ cucharadita de Pimienta cayena

1 hoja de eneldo

1 taza de caldo vegetal

3 cucharadas de aceite de oliva extra virgen

1 cucharadita de sal

A puñado de perejil fresco

Preparación:

Precalentar el aceite en una olla profunda a fuego

medio/alto. Añadir la cebolla y saltear hasta que trasluzca. Agregar el apio y zanahorias y continuar cocinando 5 minutos más. Añadir el caldo gradualmente.

Añadir los frijoles y pasta de tomate. Rociar con pimienta cayena, sal y perejil. Agregar la hoja de eneldo.

Añadir la harina, revolviendo, y hervir. Reducir el fuego al mínimo y tapar. Cocinar por 40 minutos más y remover del fuego.

Rociar con perejil fresco antes de servir.

Información nutricional por porción: Kcal: 311, Proteínas: 13.7g, Carbohidratos: 40.8g, Grasas: 11.6g

29.   Ensalada de Vegetales y Roma

Ingredientes:

2 tomates roma grandes, en trozos

1 taza de repollo violeta, rallado

½ taza de espinaca fresca, en trozos

1 pepino grande, en trozos

1 pimiento rojo pequeño, en trozos

2 dientes de ajo, picados

1 cebolla morada pequeña, en rodajas

3 cucharadas de aceite de oliva extra virgen

1 cucharada de vinagre de vino tinto

1 cucharadita de sal marina

¼ cucharadita de cúrcuma molida

¼ cucharadita de pimienta negra, molida fresca

Preparación:

Combinar el ajo, aceite, vinagre, sal, cúrcuma y pimienta en un tazón. Dejar reposar por 10 minutos.

Lavar los tomates y trozas en piezas del tamaño de un bocado. Ponerlos en un tazón grande y dejar a un lado.

Combinar el repollo y espinaca. Lavar bajo agua fría. Rallar el repollo y trozar la espinaca. Añadirlos al tazón con tomate.

Lavar el pepino y cortar en rodajas finas. Pelar la cebolla y cortar en rodajas finas. Agregar al tazón con los otros ingredientes.

Sacudir los vegetales y rociar con el aderezo.

Servir inmediatamente.

Información nutricional por porción: Kcal: 115, Proteínas: 1.8g, Carbohidratos: 9.6g, Grasas: 8.7g

30. Carne con Papas

Ingredientes:

1 libra de filete de res, en trozos del tamaño de un bocado

1 cucharada de aceite de oliva

1 cebolla grande, en rodajas

½ taza de tomates cherry, en cubos

1 diente de ajo

2 cucharaditas de vinagre balsámico

3 papas medianas, sin piel y en cubos

¼ cucharadita de pimienta negra, molida

½ cucharadita de Sal Himalaya rosa

Preparación:

Poner las papas en una olla de agua hirviendo y cocinar hasta que ablanden. Remover del fuego y transferir a un plato. Rociar con sal y dejar a un lado.

Precalentar el aceite en una sartén grande a fuego medio/alto. Añadir el ajo y freír por 3-4 minutos.

Agregar los trozos de carne y rociar con vinagre, sal y pimienta. Cocinar por 5-7 minutos, revolviendo ocasionalmente.

Cuando la carne esté dorada, agregar los tomates y cebolla. Cocinar hasta que las cebollas trasluzcan. Remover del fuego y servir con papas. Rociar con perejil fresco.

Información nutricional por porción: Kcal: 213, Proteínas: 21.6g, Carbohidratos: 17g, Grasas: 6.2g

31.   Frijoles Caribeños

Ingredientes:

2 tazas de frijoles rosas, remojados por la noche

2 tazas de caldo vegetal

2 tazas de agua

1 tomate grande

1 pimiento rojo mediano, en trozos

1 cebolla pequeña, en trozos

2 dientes de ajo, picados

1 cucharadita de sal marina

¼ cucharadita de copos de pimienta roja

1 plátano pequeño, sin piel y en trozos

Preparación:

Remojar los frijoles por la noche. Colar bien y poner en una olla con agua hirviendo. Cocinar por 20 minutos. Remover del fuego y colar.

Poner los frijoles en una olla y verter el caldo vegetal. Hervir y añadir los tomates, pimientos, cebolla y ajo. Rociar con sal y pimienta. Cocinar por 15 minutos más y agregar el plátano. Añadir agua y hervir nuevamente. Reducir el fuego al mínimo y tapar. Cocinar 10 minutos más y remover del fuego.

Servir caliente.

Información nutricional por porción: Kcal: 59, Proteínas: 2.5g, Carbohidratos: 12.4g, Grasas: 0.6g

32.   Sopa Invernal de Calabaza

Ingredientes:

8 onzas de calabaza, en trozos

1 taza de papas, en cubos

1 cebolla pequeña, en trozos

1 taza de agua

1 taza de caldo vegetal

4 cucharadas de crema agria

1 diente de ajo, picado

1 cucharadita de aceite de oliva

1 cucharada de perejil fresco, picado fino

2 cucharadas de jugo de manzana

½ cucharadita de sal

¼ cucharadita de pimienta negra, molida

Preparación:

Precalentar el aceite en una olla profunda a fuego

medio/alto. Añadir la cebolla y freír por 3-4 minutos. Agregar la calabaza y papas. Verter el caldo vegetal, agua y jugo de manzana. Revolver bien y hervir. Reducir el fuego al mínimo, tapar y cocinar por 40 minutos, hasta que los vegetales ablanden.

Transferir a una procesadora y pulsar hasta que esté cremoso. Retornar a la olla y calentar. Rociar con sal y pimienta a gusto. Remover del fuego, añadir la crema agria y perejil, y servir.

Información nutricional por porción: Kcal: 108, Proteínas: 2.1g, Carbohidratos: 19.5g, Grasas: 2.9g

33. Batido de Ananá y Endivias

Ingredientes:

¼ taza de trozos de ananá

½ taza de endivias, en trozos

1 taza de uvas verdes

1 manzana Granny Smith grande, sin centro

¼ taza de banana, en rodajas

1 taza de leche de coco

Preparación:

Lavar y preparar los ingredientes. Combinarlos en una procesadora y pulsar. Transferir a vasos, añadir cubos de hielo y servir inmediatamente.

Información nutricional por porción: Kcal: 394, Proteínas: 3.8g, Carbohidratos: 37.4g, Grasas: 29.1g

34. Salmón Cremoso con Espárragos

Ingredientes:

1 libra de filetes de salmón, en trozos del tamaño de un bocado

2 tazas de espárragos, recortados y en trozos

½ taza de crema agria

1 cebolla pequeña, picada

1 cucharada de Mostaza de Dijon

1 cucharada de aceite de oliva

1 cucharada de vinagre de sidra de manzana

1 cucharadita de orégano seco, molido

½ cucharadita de sal

¼ cucharadita de pimienta negra, molida

1 cucharada de perejil fresco, picado fino

Preparación:

Lavar los espárragos y recortar las ramas. Cortar en trozos del tamaño de un bocado y transferir a una olla con agua hirviendo. Cocinar hasta que ablanden y remover del fuego. Colar y dejar a un lado.

Combinar la crema agria, vinagre, mostaza, orégano, sal, pimienta y perejil en un tazón. Revolver bien y dejar a un lado.

Precalentar el aceite en una sartén antiadherente a fuego medio/alto. Añadir la cebolla y saltear por 3-4 minutos. Agregar el salmón y cocinar 3 minutos más, revolviendo constantemente. Añadir los espárragos y verter la mezcla de crema agria. Cocinar 3 minutos y remover del fuego.

Decorar con rodajas de limón y servir inmediatamente.

Información nutricional por porción: Kcal: 267, Proteínas: 24.8g, Carbohidratos: 6.1g, Grasas: 16.8g

35.   Cereal de Banana y Quínoa

Ingredientes:

1 taza de quínoa

2 tazas de agua

¼ taza de banana, en trozos

1 taza de leche descremada

¼ cucharadita de nuez moscada, molida

1 cucharada de miel

Preparación:

Combinar la quínoa y agua en una olla profunda. Hervir y reducir el fuego al mínimo. Tapar y cocinar 15 minutos. Revolver con un tenedor y dejar enfriar.

Transferir la quínoa a una procesadora y pulsar hasta que esté cremosa. Transferir a un tazón y añadir la leche, nuez moscada, miel y canela. Cubrir con bananas y revolver nuevamente. Rociar con semillas de chía y servir inmediatamente.

Información nutricional por porción: Kcal: 204, Proteínas: 8.1g, Carbohidratos: 36.8g, Grasas: 2.7g

36. Arroz Cítrico

Ingredientes:

2 tazas de arroz blanco de grano largo

¼ taza de almendras, en trozos

½ taza de apio, en trozos

1 cucharada de aceite de oliva

1 cebolla pequeña, en trozos

½ taza de jugo de naranja, recién exprimido

3 cucharadas de jugo de limón, recién exprimido

3 tazas de agua

¼ cucharadita de pimienta negra, molida

¼ cucharadita de Pimienta cayena, molida

½ cucharadita de sal marina

Preparación:

Poner el arroz en una olla profunda. Añadir 3 tazas de agua y hervir. Cocinar por 10 minutos y remover del fuego. Colar bien y dejar a un lado.

Precalentar el aceite en una sartén grande a fuego medio/alto. Añadir las cebollas y freír por 3-4 minutos. Agregar el apio y cocinar 5 minutos más.

Agregar el jugo de naranja, jugo de limón, pimienta cayena y agua. Hervir y añadir el arroz. Reducir el fuego al mínimo y rociar con sal. Cocinar por 2 minutos más. Remover del fuego, añadir las almendras y dejar reposar por 5 minutos antes de servir.

Información nutricional por porción: Kcal: 286, Proteínas: 5.6g, Carbohidratos: 53.9g, Grasas: 4.8g

37.   Pinchos de Pavo Oriental

Ingredientes:

4 pechugas de pavo, sin piel ni hueso, en trozos

4 champiñones, sin ramas

2 cebollas grandes, en gajos

1 naranja mediana, en cuartos

1 pimiento rojo grande, en trozos

4 tomates cherry, enteros

2 cucharadas de vinagre balsámico

4 cucharadas de aceite de oliva

¼ cucharadita de jengibre, molido

½ cucharadita de orégano seco, molido

½ cucharadita de sal

¼ cucharadita de pimienta negra, molida

4 pinchos

Preparación:

Combinar el aceite de oliva, vinagre, orégano, jengibre, sal y pimienta en un tazón grande. Añadir los trozos de carne y revolver. Tapar y dejar marinar por 30 minutos.

Poner los ingredientes en pinchos en el siguiente orden: champiñones, pavo, cebolla, pimiento, pavo, tomate. Repetir el proceso con los ingredientes restantes.

Poner los pinchos en un asador y cocinar por 15 minutos de cada lado, cepillando cada 3 minutos con la marinada.

Servir inmediatamente.

Información nutricional por porción: Kcal: 150, Proteínas: 3.9g, Carbohidratos: 14g, Grasas: 9.8g

38. Omelette de Shitake

Ingredientes:

5 huevos grandes, batido

1 cebolla morada pequeña, en trozos

4 onzas de Champiñones shitake

1 diente de ajo, aplastado

1 cucharada de albahaca fresca, picada fina

2 cucharadas de leche descremada

½ cucharadita de sal

¼ cucharadita de pimienta negra, molida

Preparación:

Precalentar el aceite en una sartén grande a fuego medio/alto. Añadir la cebolla y freír por 3-4 minutos.

Agregar los champiñones y ajo y cocinar por 5 minutos más.

Mientras tanto, batir los huevos con la leche, sal y pimienta. Verter la mezcla en la sartén. Rociar con albahaca y cocinar por 3-4 minutos. Remover del fuego y servir inmediatamente.

Información nutricional por porción: Kcal: 232, Proteínas: 17.7g, Carbohidratos: 13.5g, Grasas: 12.6g

39. Camarones con Pasta de Trigo Integral

Ingredientes:

2 libras de camarones grandes, limpios y sin vaina

1 taza de pasta de trigo integral

2 pimientos, en trozos

½ limón grande, recién exprimido

4 cucharadas de aceite de oliva

1 cucharadita de ralladura de limón

2 cucharadas de perejil fresco, picado fino

½ cucharadita de sal

¼ cucharadita de pimienta negra, molida

Preparación:

Cocinar la pasta de acuerdo a las instrucciones del paquete. Remover del fuego, colar y dejar a un lado.

Precalentar el aceite en una sartén grande a fuego medio/alto. Añadir el ajo y cocinar por 1 minutos. Agregar los camarones y rociar con sal y pimienta a gusto. Cocinar por 2 minutos y añadir el pimiento, jugo de limón y perejil. Continuar cocinando por 5 minutos y remover del fuego.

Añadir la pasta y rociar con ralladura de limón. Servir inmediatamente.

Información nutricional por porción: Kcal: 265, Proteínas: 30.5g, Carbohidratos: 16.1g, Grasas: 9.8g

40. Sopa Crema de Calabacín

Ingredientes:

1 libra de calabacines, en trozos

3 tazas de caldo vegetal

1 cebolla pequeña, en trozos

2 tazas de leche baja en grasas

4 cucharadas de Yogurt griego

1 cucharada de semillas de calabaza

1 cucharadita de salvia fresca, picada

1 diente de ajo, aplastado

1 cucharadita de aceite de oliva

½ cucharadita de sal

¼ cucharadita de pimienta negra, molida

Preparación:

Precalentar el aceite en una olla a fuego medio/alto. Añadir la cebolla y ajo y freír hasta que trasluzcan.

Agregar los trozos de calabacín y rociar con salvia. Verter el caldo vegetal y revolver. Hervir y reducir el fuego al mínimo. Tapar y cocinar por 25-30 minutos. Remover del fuego y dejar enfriar.

Transferir a una procesadora y pulsar hasta que esté cremoso. Retornar a la olla y calentar.

Rociar con sal y pimienta y remover del fuego.

Añadir el yogurt griego y leche. Decorar con semillas de calabaza y servir inmediatamente.

Información nutricional por porción: Kcal: 74, Proteínas: 5.5g, Carbohidratos: 6.7g, Grasas: 3.1g

41.   Filete de Flanco Marinado Grillado

Ingredientes:

2 libra de filete de flanco

2 dientes de ajo, picados

2 cucharadas de miel, cruda

2 cucharadas de vinagre de vino tinto

3 cucharadas de aceite de oliva

1 cucharada de jengibre, recién rallado

½ cucharadita de sal

¼ cucharadita de pimienta negra, molida

Preparación:

Combinar el ajo, miel, vinagre, aceite, jengibre, sal y pimienta en un tazón grande. Remojar los filetes. Tapar y refrigerar al menos 2 horas.

Precalentar el grill a fuego medio/alto. Poner los filetes y grillar por 5-7 minutos de cada lado. Cepillar constantemente con la marinada.

Remover del fuego y servir con vegetales al vapor.

Información nutricional por porción: Kcal: 457, Proteínas: 50.7g, Carbohidratos: 8.2g, Grasas: 23.6g

JUGOS

1.   Jugo de Lechuga y Palta

Ingredientes:

2 tazas de Lechuga romana, en trozos

1 taza de palta, en cubos

1 taza de col rizada fresca, en trozos

1 kiwi entero, sin piel

1 pepino entero, en rodajas

Preparación:

Combinar la lechuga y col rizada en un colador grande. Lavar bajo agua fría y trozar. Dejar a un lado.

Pelar la palta y cortarla por la mitad. Remover el carozo y cortar en cubos pequeños. Rellenar un vaso medidor y reservar el resto.

Pelar el kiwi y cortarlo por la mitad. Dejar a un lado.

Lavar el pepino y cortarlo en rodajas finas. Rellenar un vaso medidor y reservar el resto.

Combinar la lechuga, col rizada, palta, kiwi y pepino en una juguera, y pulsar. Transferir a un vaso y añadir hielo antes de servir.

Información nutricional por porción: Kcal: 304, Proteínas: 9.8g, Carbohidratos: 42.8g, Grasas: 23.6g

2. Jugo de Brócoli y Repollo

Ingredientes:

2 tazas de brócoli, en trozos

1 taza de repollo verde, en trozos

1 manzana verde pequeña, sin centro

1 taza de coliflor, en trozos

2 cucharadas de cebollas de verdeo, en trozos

¼ cucharadita de cúrcuma, molida

1 onza de agua

Preparación:

Lavar el brócoli y recortar las capas externas. Trozar y rellenar un vaso medidor. Reservar el resto.

Lavar el repollo bajo agua fría y colar. Trozar y dejar a un lado.

Lavar la manzana y cortarla por la mitad. Remover el centro y trozar. Dejar a un lado.

Lavar la coliflor y recortar las hojas externas. Trozar y rellenar un vaso medidor. Reservar el resto en la nevera.

Lavar la cebolla y trozar. Dejar a un lado.

Combinar el brócoli, repollo, manzana, coliflor y cebollas en una juguera, y pulsar. Transferir a un vaso y añadir la cúrcuma y agua. Refrigerar 10 minutos antes de servir.

Información nutricional por porción: Kcal: 127, Proteínas: 6.6g, Carbohidratos: 37.9g, Grasas: 1.1g

3.   Jugo de Té Verde

Ingredientes:

1 cucharadita de polvo de té verde

2 tazas de espinaca, en trozos

1 taza de berro, en trozos

1 taza de col rizada, en trozos

1 taza de Acelga, en trozos

¼ cucharadita de jengibre, molido

1 onza de agua

Preparación:

Combinar la espinaca, berro, col rizada y acelga en un colador grande. Lavar bajo agua fría. Colar y trozar.

Poner el polvo de té en un tazón pequeño. Añadir 3 cucharadas de agua caliente y revolver. Dejar reposar 3 minutos.

Combinar la espinaca, berro, col rizada y acelga en una juguera, y pulsar. Transferir a un vaso y añadir el jengibre y agua.

Refrigerar 20 minutos antes de servir.

Información nutricional por porción: Kcal: 87, Proteínas: 16.3g, Carbohidratos: 22.9g, Grasas: 2.4g

4.   Jugo de Espárragos y Pimiento

Ingredientes:

1 taza de espárragos, recortados

1 pimiento verde grande, en trozos

1 taza de apio, en trozos

¼ cucharadita de cúrcuma, molida

¼ cucharadita de jengibre, molido

1 onza de agua

Preparación:

Lavar los espárragos y recortar las puntas. Trozar y rellenar el vaso medidor. Reservar el resto en la nevera.

Lavar el pimiento y cortarlo por la mitad. Remover las ramas y semillas. Trozar y dejar a un lado.

Lavar el apio y trozar. Dejar a un lado.

Combinar los espárragos, pimiento y apio en una juguera, y pulsar. Transferir a un vaso y añadir la cúrcuma, jengibre y agua.

Agregar hielo y servir inmediatamente.

Información nutricional por porción: Kcal: 48, Proteínas: 5.1g, Carbohidratos: 15.8g, Grasas: 0.6g

5.   Jugo de Pomelo y Naranja

Ingredientes:

1 pomelo entero, sin piel

1 naranja grande, sin piel

1 taza de pepino, en rodajas

1 taza de papaya, en trozos

¼ cucharadita de canela, molida

2 cucharadas de agua de coco

Preparación:

Pelar el pomelo y naranja. Dividir en gajos. Cortar cada gajo por la mitad y dejar a un lado.

Lavar el pepino y cortarlo en rodajas finas. Rellenar un vaso medidor y reservar el resto.

Pelar la papaya y trozarla. Rellenar un vaso medidor y reservar el resto en la nevera.

Combinar el pomelo, naranja, pepino y papaya en una juguera, y pulsar. Transferir a un vaso y añadir la canela y agua de coco.

Refrigerar 10 minutos antes de servir.

Información nutricional por porción: Kcal: 214, Proteínas: 4.6g, Carbohidratos: 65.4g, Grasas: 1g

6.   Jugo de Coliflor y Zanahoria

Ingredientes:

1 taza de coliflor, en trozos

2 zanahorias grandes, en rodajas

1 rábano grande, en trozos

1 taza de verdes de nabo, en trozos

¼ cucharadita de jengibre, molido

2 onzas de agua

Preparación:

Recortar las hojas externas de la coliflor. Lavar y trozar. Rellenar un vaso medidor y reservar el resto.

Lavar y pelar las zanahorias. Cortar en rodajas finas y dejar a un lado.

Lavar el rábano y trozarlo. Dejar a un lado.

Lavar los verdes de nabo bajo agua fría. Colar y trozar. Dejar a un lado.

Combinar la coliflor, zanahorias, rábano y verdes de nabo en una juguera, y pulsar. Transferir a un vaso y añadir el jengibre y agua.

Agregar hielo y servir inmediatamente.

Información nutricional por porción: Kcal: 75, Proteínas: 4.3g, Carbohidratos: 23.3g, Grasas: 0.8g

7.   Jugo de Granada y Banana

Ingredientes:

1 taza de semillas de granada

1 banana grande, en trozos

1 manzana Granny Smith pequeña, sin centro

1 taza de frambuesas

¼ cucharadita de jengibre, molido

Preparación:

Cortar la parte superior de la granada y bajar hacia cada membrana blanca. Remover las semillas a un vaso medidor y dejar a un lado.

Pelar la banana y trozar. Dejar a un lado.

Lavar la manzana y cortarla por la mitad. Remover el centro y trozar. Dejar a un lado.

Lavar las frambuesas bajo agua fría. Colar y dejar a un lado.

Combinar las semillas de granada, banana, manzana y frambuesas en una juguera, y pulsar. Transferir a un vaso y añadir el jengibre.

Agregar hielo y servir inmediatamente.

Información nutricional por porción: Kcal: 265, Proteínas: 5.1g, Carbohidratos: 81.6g, Grasas: 2.5g

8.   Jugo de Alcachofa y Espinaca

Ingredientes:

1 alcachofa grande, en trozos

1 taza de espinaca fresca, en trozos

1 taza de repollo verde, en trozos

1 taza de palta, en cubos

¼ cucharadita de cúrcuma, molida

Preparación:

Recortar las hojas externas de la alcachofa. Trozar y dejar a un lado.

Combinar la espinaca y repollo en un colador grande. Lavar bajo agua fría. Colar y trozar. Dejar a un lado.

Pelar la palta y cortarla por la mitad. Remover el carozo y trozar. Rellenar un vaso medidor y reservar el resto en la nevera.

Combinar la alcachofa, espinaca, repollo y palta en una juguera, y pulsar. Transferir a un vaso y añadir la cúrcuma.

Refrigerar 10 minutos antes de servir.

Información nutricional por porción: Kcal: 282, Proteínas: 15.4g, Carbohidratos: 42.6g, Grasas: 23.2g

9.   Jugo de Ananá y Moras

Ingredientes:

1 taza de ananá, en trozos

1 taza de moras

1 taza de menta fresca, en trozos

1 lima entera, sin piel

2 onzas de agua de coco

Preparación:

Cortar la parte superior del ananá. Pelar y cortar en rodajas finas. Rellenar un vaso medidor y reservar el resto.

Poner las moras en un colador grande. Lavar bajo agua fría, colar y dejar a un lado.

Lavar y colar la menta. Trozar y dejar a un lado.

Pelar la lima y cortarla por la mitad. Dejar a un lado.

Combinar el ananá, moras, menta y lima en una juguera. Pulsar y transferir a un vaso. Añadir el agua de coco y algunos cubos de hielo antes de servir.

Información nutricional por porción: Kcal: 125, Proteínas: 4g, Carbohidratos: 42.9g, Grasas: 1.2g

10. Jugo de Calabaza y Acelga

Ingredientes:

1 taza de calabaza, en trozos

1 taza de Acelga, en trozos

1 calabacín mediano, en trozos

1 taza de pepino, en rodajas

¼ cucharadita de jengibre, molido

1 onza de agua

Preparación:

Cortar la parte superior de la calabaza. Cortarla por la mitad y remover las semillas. Remover un gajo grande y pelarlo. Cortar en cubos pequeños y rellenar un vaso medidor. Reservar el resto en la nevera.

Lavar la acelga bajo agua fría. Colar y trozar. Dejar a un lado.

Lavar el calabacín y cortar en rodajas finas. Dejar a un lado.

Lavar el pepino y cortarlo en rodajas. Rellenar un vaso medidor y reservar el resto.

Combinar la calabaza, acelga, calabacín y pepino en una juguera, y pulsar. Transferir a un vaso y añadir el jengibre y agua.

Servir frío.

Información nutricional por porción: Kcal: 65, Proteínas: 4.5g, Carbohidratos: 16.8g, Grasas: 0.8g

11.   Jugo de Limón y Mango

Ingredientes:

2 limones enteros, sin piel y por la mitad

1 taza de mango, en trozos

1 pomelo entero, sin piel y en gajos

1 manzana Granny Smith pequeña, sin centro

¼ cucharadita de jengibre, molido

Preparación:

Pelar los limones y cortarlos por la mitad. Dejar a un lado.

Pelar el mango y trozarlo. Rellenar un vaso medidor y reservar el resto. Dejar a un lado.

Pelar el pomelo y dividirlo en gajos. Cortar cada gajo por la mitad y dejar a un lado.

Lavar la manzana y cortarla por la mitad. Remover el centro y trozar. Dejar a un lado.

Combinar el limón, mango, pomelo y manzana en una juguera, y pulsar. Transferir a un vaso y añadir el jengibre.

Agregar algunos cubos de hielo y servir inmediatamente.

Información nutricional por porción: Kcal: 65, Proteínas: 4.5g, Carbohidratos: 16.8g, Grasas: 0.8g

12.   Jugo de Remolacha y Naranja

Ingredientes:

1 taza de remolachas, recortadas y en rodajas

1 naranja grande, sin piel

1 taza de uvas negras

1 damasco entero, sin carozo

1 cucharada de agua de coco

Preparación:

Lavar las remolachas y recortar las partes verdes. Cortar en rodajas finas y rellenar un vaso medidor. Reservar el resto.

Pelar la naranja y dividirla en gajos. Cortar cada gajo por la mitad y dejar a un lado.

Lavar las uvas y remover las hojas. Dejar a un lado.

Lavar el damasco y cortarlo por la mitad. Remover el carozo y trozar. Dejar a un lado.

Combinar las remolachas, naranja, uvas y damascos en una juguera, y pulsar. Transferir a un vaso y añadir el agua de coco.

Agregar hielo y servir inmediatamente.

Información nutricional por porción: Kcal: 184, Proteínas: 4.9g, Carbohidratos: 54.3g, Grasas: 0.9g

13. Jugo de Cereza y Ciruela

Ingredientes:

1 taza de cerezas, sin carozo

2 ciruelas enteras, sin carozo y en trozos

1 manzana verde pequeña, sin centro

1 taza de frutillas, en trozos

1 cucharada de agua de coco

¼ cucharadita de jengibre, molido

Preparación:

Lavar las cerezas usando un colador grande. Colar y cortarlas por la mitad. Remover los carozos y trozar. Dejar a un lado.

Lavar las ciruelas y cortarlas por la mitad. Remover los carozos y trozar. Dejar a un lado.

Lavar la manzana y cortarla por la mitad. Remover el centro y trozar. Dejar a un lado.

Lavar las frutillas y remover las hojas. Trozar y rellenar un vaso medidor. Reservar el resto. Dejar a un lado.

Combinar las cerezas, ciruelas, manzana y frutillas en una juguera, y pulsar. Transferir a un vaso y añadir el agua de coco y jengibre.

Agregar hielo picado y servir inmediatamente.

Información nutricional por porción: Kcal: 236, Proteínas: 4.2g, Carbohidratos: 70.3g, Grasas: 1.3g

14.   Jugo de Pera y Arándanos Agrios

Ingredientes:

1 pera grande, en trozos

1 taza de arándanos agrios

1 limón entero, sin piel

1 taza de sandía, en trozos

¼ cucharadita de canela, molida

1 onza de agua

Preparación:

Lavar la pera y cortarla por la mitad. Remover el centro y trozar. Dejar a un lado.

Poner los arándanos agrios en un colador y lavar bajo agua fría. Colar y dejar a un lado.

Pelar el limón y cortarlo por la mitad. Dejar a un lado.

Cortar la sandía por la mitad. Cortar un gajo grande y envolver el resto en film. Pelar el gajo y cortarlo en cubos pequeños. Remover los carozos y rellenar un vaso medidor. Dejar a un lado.

Combinar la pera, arándanos agrios, limón y sandía en una juguera, y pulsar. Transferir a un vaso y añadir la canela y agua.

Refrigerar 10 minutos antes de servir.

Información nutricional por porción: Kcal: 186, Proteínas: 2.8g, Carbohidratos: 64.1g, Grasas: 0.8g

15.   Jugo de Frutilla y Palta

Ingredientes:

1 taza de frutillas, en trozos

1 taza de palta, en cubos

1 durazno grande, en trozos

1 manzana Granny Smith grande, sin centro

¼ cucharadita de canela, molida

¼ cucharadita de jengibre, molido

2 cucharadita de agua de coco

Preparación:

Lavar las frutillas y remover las hojas. Trozar y rellenar un vaso medidor. Reservar el resto.

Pelar la palta y cortarla por la mitad. Remover el carozo y trozar. Rellenar un vaso medidor y reservar el resto.

Lavar el durazno y cortarlo por la mitad. Remover el carozo y trozar. Dejar a un lado.

Lavar la manzana y cortarla por la mitad. Remover el centro y trozar. Dejar a un lado.

Combinar las frutillas, palta, durazno y manzana en una juguera, y pulsar. Transferir a un vaso y añadir la canela, jengibre y agua de coco.

Refrigerar 15 minutos antes de servir.

Información nutricional por porción: Kcal: 386, Proteínas: 6.5g, Carbohidratos: 68.6g, Grasas: 23.2g

16.   Jugo de Apio y Albahaca

Ingredientes:

1 taza de apio, en trozos

1 taza de albahaca fresca, en trozos

1 taza de pepino, en rodajas

1 lima entera, sin piel

1 manzana mediana, sin centro

Preparación:

Lavar el apio y trozarlo. Dejar a un lado.

Lavar la albahaca bajo agua fría. Colar y trozar. Dejar a un lado.

Lavar el pepino y cortarlo en rodajas finas. Rellenar un vaso medidor y reservar el resto. Dejar a un lado.

Pelar la lima y cortarla por la mitad. Dejar a un lado.

Lavar la manzana y cortarla por la mitad. Remover el centro y trozar. Dejar a un lado.

Combinar el apio, albahaca, pepino, lima y manzana en una juguera, y pulsar. Transferir a un vaso y añadir hielo picado.

Servir inmediatamente.

Información nutricional por porción: Kcal: 109, Proteínas: 2.7g, Carbohidratos: 31.9g, Grasas: 0.7g

17. Jugo de Naranja y Ciruela

Ingredientes:

1 naranja grande, sin piel

1 ciruela entera, en trozos

1 taza de cantalupo, en trozos

1 taza de menta fresca, en trozos

¼ cucharadita de cúrcuma, molida

¼ cucharadita de jengibre, molido

Preparación:

Pelar la naranja y dividirla en gajos. Cortar cada gajo por la mitad y dejar a un lado.

Lavar la ciruela y cortarla por la mitad. Remover el carozo y trozar. Dejar a un lado.

Cortar el cantalupo por la mitad. Remover las semillas y pulpa. Cortar y pelar un gajo grande. Trozar y rellenar un vaso medidor. Reservar el resto en la nevera.

Lavar la menta bajo agua fría. Trozar y dejar a un lado.

Combinar la naranja, ciruela, cantalupo y menta en una juguera, y pulsar. Transferir a un vaso y añadir la cúrcuma y jengibre.

Agregar hielo y servir inmediatamente.

Información nutricional por porción: Kcal: 151, Proteínas: 4.4g, Carbohidratos: 45.6g, Grasas: 0.9g

18.   Jugo de Hinojo y Verdes de Ensalada

Ingredientes:

1 bulbo de hinojo entero, en trozos

1 taza de verdes de ensalada, en trozos

1 taza de pepino, en rodajas

1 limón entero, sin piel

1 onza de agua

¼ cucharadita de pimienta cayena, molida

Preparación:

Recortar el bulbo de hinojo y remover las partes verdes. Lavar el bulbo y trozar. Dejar a un lado.

Lavar los verdes de ensalada bajo agua fría. Colar y trozar. Dejar a un lado.

Lavar el pepino y cortarlo en rodajas finas. Rellenar un vaso medidor y reservar el resto. Dejar a un lado.

Pelar el limón y cortarlo por la mitad. Dejar a un lado.

Combinar el hinojo, verdes de ensalada, pepino y limón en una juguera, y pulsar. Transferir a un vaso y añadir el agua y pimienta cayena.

Refrigerar 20 minutos antes de servir.

Información nutricional por porción: Kcal: 68, Proteínas: 4.9g, Carbohidratos: 26.3g, Grasas: 0.9g

19.   Jugo de Mango y Durazno

Ingredientes:

1 taza de mango, en trozos

1 durazno mediano, en trozos

1 banana grande, en trozos

1 naranja grande, sin piel

¼ cucharadita de canela, molida

Preparación:

Pelar el mango y trozarlo. Rellenar un vaso medidor y reservar el resto. Dejar a un lado.

Lavar el durazno y cortarlo por la mitad. Remover el carozo y trozar. Dejar a un lado.

Pelar la banana y trozarla. Dejar a un lado.

Pelar la naranja y dividirla en gajos. Cortar cada gajo por la mitad y dejar a un lado.

Combinar el mango, durazno, banana y naranja en una juguera. Pulsar, transferir a un vaso y añadir la canela.

Agregar hielo picado y servir inmediatamente.

Información nutricional por porción: Kcal: 313, Proteínas: 5.9g, Carbohidratos: 91.7g, Grasas: 1.6g

20.   Jugo de Tomate y Espinaca

Ingredientes:

1 tomate mediano, en trozos

1 taza de espinaca fresca, en trozos

1 limón entero, sin piel

1 pimiento rojo grande, en trozos

1 cucharadita de romero, picado

Preparación:

Lavar el tomate y ponerlo en un tazón pequeño. Trozar y reservar el jugo de tomate. Dejar a un lado.

Lavar la espinaca bajo agua fría. Colar y trozar. Dejar a un lado.

Pelar el limón y cortarlo por la mitad. Dejar a un lado.

Lavar el pimiento y cortarlo por la mitad. Remover la rama y semillas. Trozar y dejar a un lado.

Combinar el tomate, espinaca, limón y pimiento en una juguera, y pulsar. Transferir a un vaso y añadir el romero.

Agregar algunos cubos de hielo y servir inmediatamente.

Información nutricional por porción: Kcal: 92, Proteínas: 9.3g, Carbohidratos: 27.7g, Grasas: 1.7g

21. Jugo de Palta y Lechuga

Ingredientes:

1 taza de palta, en trozos

1 taza de lechuga roja, rallada

1 banana grande, en rodajas

½ taza de frutillas, en trozos

1 manzana roja Deliciosa pequeña, sin centro

¼ cucharadita de canela, molida

Preparación:

Pelar la palta y cortarla por la mitad. Remover el carozo y trozar. Dejar a un lado.

Lavar la lechuga bajo agua fría. Colar y trozar. Dejar a un lado.

Pelar la banana y trozarla. Dejar a un lado.

Lavar las frutillas y remover las hojas. Trozar y rellenar un vaso medidor. Dejar a un lado.

Combinar la palta, lechuga, banana y frutillas en una juguera, y pulsar. Transferir a un vaso y añadir la canela.

Agregar hielo y servir inmediatamente.

Información nutricional por porción: Kcal: 405, Proteínas: 5.7g, Carbohidratos: 72.2g, Grasas: 23.1g

22. Jugo de Damasco y Frutilla

Ingredientes:

1 taza de damascos, en trozos

1 taza de frutillas, en trozos

1 taza de apio, en trozos

1 manzana Dorada Deliciosa pequeña, sin centro

¼ cucharadita de canela, molida

Preparación:

Lavar los damascos y cortarlos por la mitad. Remover los carozos y trozar. Rellenar un vaso medidor y reservar el resto. Dejar a un lado.

Lavar las frutillas y remover las hojas. Trozar y rellenar un vaso medidor. Reservar el resto.

Lavar el apio y trozar. Dejar a un lado.

Lavar la manzana y cortarla por la mitad. Remover el centro y trozar. Dejar a un lado.

Combinar los damascos, frutillas, apio y manzana en una juguera, y pulsar. Transferir a un vaso y añadir la canela.

Agregar hielo y servir inmediatamente.

Información nutricional por porción: Kcal: 170, Proteínas: 4.3g, Carbohidratos: 49.9g, Grasas: 1.4g

23. Jugo de Menta y Melón

Ingredientes:

1 taza de sandía, en trozos

1 banana grande, en trozos

1 lima entera, sin piel

1 taza de menta fresca, en trozos

1 manzana Granny Smith pequeña, sin centro

¼ cucharadita de canela, molida

Preparación:

Cortar la sandía por la mitad. Cortar un gajo grande y envolver el resto en film. Pelar el gajo y cortarlo en cubos pequeños. Remover los carozos y rellenar un vaso medidor. Dejar a un lado.

Pelar la banana y trozarla. Dejar a un lado.

Pelar la lima y cortarla por la mitad. Dejar a un lado.

Lavar la menta bajo agua fría. Colar y trozar. Dejar a un lado.

Lavar la manzana y cortarla por la mitad. Remover el centro y trozar. Dejar a un lado.

Combinar la sandía, banana, lima, menta y mañana en una juguera, y pulsar. Transferir a un vaso y añadir la canela.

Agregar hielo picado y servir inmediatamente.

Información nutricional por porción: Kcal: 239, Proteínas: 4.2g, Carbohidratos: 69.5g, Grasas: 1.2g

24. Jugo de Brotes de Bruselas y Alcachofa

Ingredientes:

2 tazas de Brotes de Bruselas, por la mitad

1 alcachofa grande, en trozos

1 taza de pepino, en rodajas

¼ cucharadita de cúrcuma, molida

¼ cucharadita de jengibre, molido

2 onzas de agua

Preparación:

Lavar los brotes de Bruselas y recortar las capas externas. Cortar cada brote por la mitad y rellenar el vaso medidor. Dejar a un lado.

Recortar las hojas externas de la alcachofa. Trozar y dejar a un lado.

Lavar el pepino y cortarlo en rodajas finas. Rellenar un vaso medidor y reservar el resto en la nevera.

Combinar los brotes de Bruselas, alcachofa y pepino en una juguera, y pulsar. Transferir a un vaso y añadir el jengibre, cúrcuma y agua.

Refrigerar 15 minutos antes de servir.

Información nutricional por porción: Kcal: 98, Proteínas: 11.6g, Carbohidratos: 34.7g, Grasas: 0.8g

25.   Jugo de Frutilla y Pera

Ingredientes:

1 taza de frutillas, en trozos

1 pera grande, en trozos

1 taza de moras

1 manzana roja Deliciosa pequeña, sin centro

¼ cucharadita de canela, molida

1 onza de agua

Preparación:

Lavar las frutillas y remover las ramas. Trozar y rellenar un vaso medidor. Reservar el resto en la nevera.

Lavar la pera y cortarla por la mitad. Remover el centro y trozar. Dejar a un lado.

Lavar las moras usando un colador. Colar y dejar a un lado.

Lavar la manzana y cortarla por la mitad. Remover el centro y trozar. Dejar a un lado.

Combinar las frutillas, pera, moras y manzana en una juguera, y pulsar. Transferir a un vaso y añadir la canela.

Refrigerar 15 minutos antes de servir.

Información nutricional por porción: Kcal: 246, Proteínas: 4.2g, Carbohidratos: 82.1g, Grasas: 1.7g

26.   Jugo de Espinaca y Melón Dulce

Ingredientes:

1 taza de espinaca, en trozos

1 gajo mediano de melón dulce

1 taza de frambuesas

1 manzana Dorada Deliciosa pequeña, sin centro

¼ cucharadita de jengibre, molido

Preparación:

Lavar la espinaca bajo agua fría. Colar y trozar. Dejar a un lado.

Cortar el melón por la mitad. Remover las semillas y lavar el melón. Cortar un gajo y pelarlo. Trozar y dejar a un lado. Reservar el resto en la nevera.

Poner las frambuesas en un colador y lavar bajo agua fría. Colar y dejar a un lado.

Lavar la manzana y cortarla por la mitad. Remover el centro y trozar. Dejar a un lado.

Combinar la espinaca, melón, frambuesas y manzana en una juguera, y pulsar. Transferir a un vaso y añadir el jengibre. Agregar hielo antes de servir.

Información nutricional por porción: Kcal: 142, Proteínas: 4.5g, Carbohidratos: 46.1g, Grasas: 1.4g

27.   Jugo de Naranja e Hinojo

Ingredientes:

1 naranja grande, sin piel

1 taza de hinojo, en trozos

1 manzana Granny Smith pequeña, sin centro

1 taza de arándanos

¼ cucharadita de jengibre, molido

Preparación:

Pelar la naranja y dividirla en gajos. Cortar cada gajo por la mitad y dejar a un lado.

Recortar las hojas marchitas del hinojo. Trozarlo y rellenar un vaso medidor. Reservar el resto.

Lavar la manzana y cortarla por la mitad. Remover el centro y trozar. Dejar a un lado.

Poner los arándanos en un colador y lavar bajo agua fría. Colar y dejar a un lado.

Combinar la naranja, hinojo, manzana y arándanos en una juguera, y pulsar. Transferir a un vaso y añadir el jengibre.

Agregar algunos cubos de hielo y servir inmediatamente.

Información nutricional por porción: Kcal: 222, Proteínas: 4.5g, Carbohidratos: 69.1g, Grasas: 1.5g

28.   Jugo de Frambuesas y Arándanos

Ingredientes:

2 tazas de frambuesas

1 taza de arándanos

1 calabacín mediano, en rodajas

1 nudo de jengibre pequeño, sin piel

1 onza de agua de coco

Preparación:

Combinar las frambuesas y arándanos en un colador grande. Lavar bajo agua fría, colar y dejar a un lado.

Lavar el calabacín y cortar en rodajas finas. Dejar a un lado.

Pelar el nudo de jengibre y trozar. Dejar a un lado.

Combinar las frambuesas, arándanos, calabacín y jengibre en una juguera y pulsar. Transferir a un vaso y añadir el agua de coco.

Agregar hielo picado o refrigerar 15 minutos antes de servir.

Información nutricional por porción: Kcal: 164, Proteínas: 6.5g, Carbohidratos: 58g, Grasas: 2.7g

29.   Jugo de Batata y Limón

Ingredientes:

1 taza de batata, en cubos

1 limón entero, sin piel

1 taza de espinaca fresca, en trozos

1 taza de semillas de granada

2 onzas de agua

Preparación:

Pelar la batata y cortarla en cubos pequeños. Poner en una olla profunda y añadir 3 tazas de agua. Hervir y cocinar por 5 minutos. Remover del fuego y colar. Dejar a un lado.

Pelar el limón y cortarlo por la mitad. Dejar a un lado.

Lavar la espinaca bajo agua fría. Colar y trozar. Dejar a un lado.

Cortar la parte superior de la granada y bajar hacia cada membrana blanca. Remover las semillas a un vaso medidor y dejar a un lado.

Combinar la batata, limón, espinaca y semillas de granada en una juguera. Pulsar.

Transferir a un vaso y añadir el agua. Agregar hielo y servir inmediatamente.

Información nutricional por porción: Kcal: 195, Proteínas: 10.2g, Carbohidratos: 56.1g, Grasas: 2.1g

30. Jugo de Brócoli y Col Rizada

Ingredientes:

2 tazas de brócoli, en trozos

2 tazas de col rizada, en trozos

1 taza de pepino, en rodajas

1 lima entera, sin piel y por la mitad

1 limón entero, sin piel y por la mitad

1 onza de agua

Preparación:

Lavar el brócoli y recortar las hojas externas. Trozar y rellenar un vaso medidor. Reservar el resto en la nevera.

Lavar la col rizada bajo agua fría. Colar y trozar. Dejar a un lado.

Lavar el pepino y cortarlo en rodajas finas. Rellenar un vaso medidor y reservar el resto.

Pelar la lima y limón. Cortarlos por la mitad y dejar a un lado.

Combinar el brócoli, col rizada, pepino, lima y limón en una juguera, y pulsar. Transferir a un vaso y añadir el agua.

Rociar con menta para más sabor.

Refrigerar 10 minutos antes de servir.

Información nutricional por porción: Kcal: 116, Proteínas: 12.1g, Carbohidratos: 34.8g, Grasas: 2.2g

31.   Jugo de Mango y Durazno

Ingredientes:

1 taza de mango, en trozos

1 durazno grande, en trozos

1 ciruela entera, en trozos

1 manzana roja Deliciosa pequeña, sin centro

1 onza de agua de coco

Preparación:

Pelar el mango y cortarlo en cubos pequeños. Rellenar el vaso medidor y reservar el resto.

Lavar el durazno y cortarlo por la mitad. Remover el carozo y trozar. Dejar a un lado.

Lavar la ciruela y cortarla por la mitad. Remover el carozo y trozar. Dejar a un lado.

Lavar la manzana y cortarla por la mitad. Remover el centro y trozar. Dejar a un lado.

Combinar el mango, durazno, ciruela y manzana en una juguera, y pulsar. Transferir a un vaso y añadir el agua de coco.

Agregar hielo y servir inmediatamente.

Información nutricional por porción: Kcal: 252, Proteínas: 3.8g, Carbohidratos: 71.1g, Grasas: 1.6g

32. Jugo de Frutilla y Sandía

Ingredientes:

1 taza de frutillas, en trozos

1 gajo grande de sandía

1 banana grande, en rodajas

2 ciruelas enteras, sin carozo

Preparación:

Lavar las frutillas y remover las hojas. Trozar y rellenar un vaso medidor. Reservar el resto en la nevera.

Cortar la sandía por la mitad. Cortar un gajo grande y envolver el resto en film. Pelar el gajo y cortarlo en cubos pequeños. Remover los carozos y rellenar un vaso medidor. Dejar a un lado.

Pelar la banana y cortarla en rodajas finas. Dejar a un lado.

Lavar las ciruelas y cortarlas por la mitad. Remover los carozos y trozar. Dejar a un lado.

Combinar las frutillas, sandía, banana y ciruelas en una juguera, y pulsar. Transferir a un vaso y añadir hielo.

Servir inmediatamente.

Información nutricional por porción: Kcal: 273, Proteínas: 5.1g, Carbohidratos: 78.8g, Grasas: 1.6g

33. Jugo de Cantalupo y Moras

Ingredientes:

1 taza de cantalupo, en trozos

1 taza de moras

2 kiwis enteros, sin piel

1 manzana verde pequeña, sin centro

¼ cucharadita de jengibre, molido

Preparación:

Cortar el cantalupo por la mitad. Remover las semillas y cortar un gajo grande. Pelarlo y trozar. Envolver el resto en film y refrigerar.

Poner las moras en un colador. Lavar bajo agua fría y colar. Dejar a un lado.

Pelar el kiwi y cortarlo por la mitad. Dejar a un lado.

Lavar la manzana y cortarla por la mitad. Remover el centro y trozar. Dejar a un lado.

Combinar el cantalupo, moras, kiwi y manzana en una juguera, y pulsar. Transferir a un vaso y añadir el jengibre.

Agregar algunos cubos de hielo y servir inmediatamente.

Información nutricional por porción: Kcal: 181, Proteínas: 4.7g, Carbohidratos: 56.3g, Grasas: 1.6g

34. Jugo de Limón y Ananá

Ingredientes:

1 limón entero, sin piel

1 taza de ananá, en trozos

1 pomelo entero, sin piel y en gajos

1 taza de uvas negras

¼ cucharadita de canela, molida

Preparación:

Pelar el limón y cortarlo por la mitad. Dejar a un lado.

Cortar la parte superior del ananá. Pelar y trozar. Rellenar un vaso medidor y reservar el resto en la nevera.

Pelar el pomelo y dividirlo en gajos. Cortar cada gajo por la mitad y dejar a un lado.

Lavar las uvas bajo agua fría. Remover las hojas y rellenar un vaso medidor. Reservar el resto.

Combinar el limón, ananá, pomelo y uvas en una juguera, y pulsar. Transferir a un vaso y añadir la canela.

Agregar hielo picado y servir inmediatamente.

Información nutricional por porción: Kcal: 230, Proteínas: 4g, Carbohidratos: 69.1g, Grasas: 1.1g

35.   Jugo de Granada y Arándanos

Ingredientes:

1 taza de semillas de granada

1 taza de arándanos

1 lima entera, sin piel

1 manzana Granny Smith pequeña, sin centro

¼ cucharadita de jengibre, molido

2 onzas de agua

Preparación:

Cortar la parte superior de la granada y bajar hacia cada membrana blanca. Remover las semillas a un vaso medidor y dejar a un lado.

Poner los arándanos en un colador. Lavar bajo agua fría y colar. Dejar a un lado.

Pelar la lima y cortarla por la mitad. Dejar a un lado.

Lavar la manzana y cortarla por la mitad. Remover el centro y trozar. Dejar a un lado.

Combinar las semillas de granada, arándanos, lima y manzana en una juguera, y pulsar. Transferir a un vaso y añadir el jengibre y agua.

Refrigerar 10 minutos antes de servir.

Información nutricional por porción: Kcal: 206, Proteínas: 3.3g, Carbohidratos: 61.1g, Grasas: 1.8g

36. Jugo de Durazno y Remolacha

Ingredientes:

1 durazno grande, sin carozo y en trozos

1 taza de remolachas, recortadas y en rodajas

1 taza de damascos, en rodajas

1 limón entero, sin piel y por la mitad

1 rodaja de jengibre pequeña, sin piel

1 onza de agua

Preparación:

Lavar el durazno y cortarlo por la mitad. Remover el carozo y trozar. Dejar a un lado.

Lavar las remolachas y recortar las puntas. Pelar y cortar en rodajas finas. Rellenar un vaso medidor y reservar el resto.

Lavar los damascos y cortarlos por la mitad. Remover los carozos y cortar en rodajas finas. Rellenar un vaso medidor y reservar el resto en la nevera.

Pelar el jengibre y trozar. Dejar a un lado.

Combinar el durazno, remolacha, damascos, limón y jengibre en una juguera, y pulsar. Transferir a un vaso y añadir el agua.

Refrigerar 15 minutos antes de servir.

Información nutricional por porción: Kcal: 180, Proteínas: 6.7g, Carbohidratos: 53.8g, Grasas: 1.5g

37. Jugo de Manzana y Cereza

Ingredientes:

1 manzana Dorada Deliciosa pequeña, sin centro

1 taza de cerezas

1 taza de apio, en trozos

1 ciruela entera, sin carozo y en trozos

¼ cucharadita de canela, molida

2 cucharadas de agua de coco

Preparación:

Lavar la manzana y cortarla por la mitad. Remover el centro y trozar. Dejar a un lado.

Lavar las cerezas usando un colador. Colar y cortarlas por la mitad. Remover los carozos y dejar a un lado.

Combinar la manzana, cerezas, apio y ciruela en una juguera, y pulsar. Transferir a un vaso y añadir la canela y agua de coco.

Agregar hielo picado y servir inmediatamente.

Información nutricional por porción: Kcal: 182, Proteínas: 3.1g, Carbohidratos: 52.7g, Grasas: 0.8g

38. Jugo de Hinojo y Pimiento

Ingredientes:

1 taza de hinojo, en rodajas

1 pimiento amarillo grande, en trozos

1 taza de Lechuga romana, en trozos

1 taza de pepino, en rodajas

1 calabacín pequeño, en cubos

Preparación:

Recortar el bulbo de hinojo y remover las partes verdes. Lavarlo y trozar. Rellenar un vaso medidor y reservar el resto. Dejar a un lado.

Lavar el pimiento y cortarlo por la mitad. Remover la rama y semillas. Trozar y dejar a un lado.

Lavar la lechuga romana y lavarla bajo agua fría. Colar y trozar. Dejar a un lado.

Lavar el pepino y cortarlo en rodajas finas. Rellenar un vaso medidor y reservar el resto.

Lavar el calabacín y cortar en cubos pequeños. Dejar a un lado.

Combinar el hinojo, pimiento, lechuga, pepino y calabacín en una juguera, y pulsar. Transferir a un vaso y refrigerar 10 minutos antes de servir.

Información nutricional por porción: Kcal: 85, Proteínas: 5.3g, Carbohidratos: 25.2g, Grasas: 1.1g

39. Jugo de Tomate y Espárragos

Ingredientes:

1 tomate mediano, en trozos

1 taza de espárragos, recortados y en trozos

1 taza de verdes de ensalada, en trozos

1 taza de espinaca, en trozos

¼ cucharadita sal

1 rama de romero

Preparación:

Lavar el tomate y ponerlo en un tazón pequeño. Trozar y reservar el jugo. Dejar a un lado.

Lavar los espárragos y recortar las puntas. Trozar y rellenar un vaso medidor. Dejar a un lado.

Combinar los verdes de ensalada y espinaca en un colador grande. Lavar bajo agua fría y colar. Trozar y dejar a un lado.

Combinar el tomate, espárragos, verdes de ensalada y espinaca en una juguera, y pulsar. Transferir a un vaso y añadir el jugo de tomate y sal. Rociar con romero.

Puede añadir albahaca para más sabor.

Servir inmediatamente.

Información nutricional por porción: Kcal: 66, Proteínas: 11.2g, Carbohidratos: 19.6g, Grasas: 1.5g

40.   Jugo de Naranja y Brócoli

Ingredientes:

1 naranja grande, sin piel

1 taza de brócoli, en trozos

1 taza de pepino, en rodajas

1 lima entera, sin piel y por la mitad

2 onzas de agua de coco

¼ cucharadita de jengibre, molido

Preparación:

Pelar la naranja y dividirla en gajos. Cortar cada gajo por la mitad y dejar a un lado.

Lavar el brócoli y recortar las hojas externas. Trozar y rellenar un vaso medidor. Reservar el resto en la nevera.

Lavar el pepino y cortarlo en rodajas finas. Rellenar un vaso medidor y reservar el resto.

Pelar la lima y cortarla por la mitad. Dejar a un lado.

Combinar la naranja, brócoli, pepino y lima en una juguera, y pulsar. Transferir a un vaso y añadir el agua de coco y jengibre. Agregar hielo y servir inmediatamente.

Información nutricional por porción: Kcal: 106, Proteínas: 4.8g, Carbohidratos: 33.3g, Grasas: 0.6g

41.   Jugo de Guayaba y Frutilla

Ingredientes:

1 guayaba entera, en trozos

1 taza de frutillas, en trozos

1 manzana Granny Smith pequeña, sin centro y en trozos

1 limón entero, sin piel y por la mitad

¼ cucharadita de jengibre, molido

2 onzas de agua

Preparación:

Pelar la guayaba y cortarla por la mitad. Remover las semillas y lavarlas. Trozar y dejar a un lado.

Lavar las frutillas y remover las ramas. Trozar y rellenar un vaso medidor. Reservar el resto en la nevera. Dejar a un lado.

Lavar la manzana y cortarla por la mitad. Remover el centro y trozar. Dejar a un lado.

Pelar el limón y cortarlo por la mitad. Dejar a un lado.

Combinar la guayaba, frutillas, manzana y limón en una juguera, y pulsar. Transferir a un vaso y añadir el jengibre y agua.

Refrigerar 15 minutos antes de servir.

Información nutricional por porción: Kcal: 136, Proteínas: 3.6g, Carbohidratos: 43.9g, Grasas: 1.3g

42.   Jugo de Banana y Menta

Ingredientes:

2 bananas grandes, sin piel y en trozos

1 taza de menta fresca, en trozos

1 kiwi entero, sin piel

1 limón entero, sin piel

1 manzana roja Deliciosa grande, sin centro y en trozos

¼ cucharadita de canela, molida

Preparación:

Pelar las bananas y trozarlas. Dejar a un lado.

Lavar la menta bajo agua fría. Colar y trozar. Dejar a un lado.

Lavar la manzana y cortarla por la mitad. Remover el centro y trozar. Dejar a un lado.

Combinar las bananas, menta, kiwi, limón y manzana en una juguera, y pulsar. Transferir a un vaso y añadir la canela.

Agregar hielo y servir inmediatamente.

Información nutricional por porción: Kcal: 398, Proteínas: 6.1g, Carbohidratos: 117g, Grasas: 2.1g

43. Jugo de Zanahoria y Apio

Ingredientes:

2 zanahorias grandes, en trozos

1 taza de apio, en trozos

1 pomelo entero, sin piel

1 manzana Dorada Deliciosa pequeña, sin centro y en trozos

¼ cucharadita de canela, molida

Preparación:

Lavar y pelar las zanahorias. Trozar y dejar a un lado.

Lavar el apio y trozarlo. Rellenar el vaso medidor y reservar el resto en la nevera.

Pelar el pomelo y dividirlo en gajos. Cortar cada gajo por la mitad y dejar a un lado.

Lavar la manzana y cortarla por la mitad. Remover el centro y trozar. Dejar a un lado.

Combinar las zanahorias, apio, pomelo y manzana en una juguera, y pulsar. Transferir a un vaso y añadir la canela.

Agregar hielo picado y servir inmediatamente.

Información nutricional por porción: Kcal: 203, Proteínas: 4.3g, Carbohidratos: 60.6g, Grasas: 1.1g

44. Jugo de Puerro y Pera

Ingredientes:

1 puerro entero, en trozos

1 pera mediana, en trozos

1 lima entera, sin piel

1 taza de cantalupo, sin piel y en trozos

1 onza de agua de coco

¼ cucharadita de jengibre, molido

Preparación:

Lavar el puerro bajo agua fría. Colar y trozar. Dejar a un lado.

Lavar la pera y cortarla por la mitad. Remover el centro y trozar. Dejar a un lado.

Pelar la lima y cortarla por la mitad. Dejar a un lado.

Cortar el cantalupo por la mitad. Remover las semillas y pulpa. Cortar y pelar un gajo grande. Trozar y rellenar un vaso medidor. Reservar el resto en la nevera.

Combinar el puerro, pera, lima y cantalupo en una juguera, y pulsar. Transferir a un vaso y añadir el agua de coco y jengibre.

Agregar hielo o refrigerar 10 minutos antes de servir.

Información nutricional por porción: Kcal: 184, Proteínas: 3.5g, Carbohidratos: 56.2g, Grasas: 0.8g

45.   Jugo de Alcachofa y Albahaca

Ingredientes:

1 alcachofa mediana, en trozos

1 taza de albahaca fresca, en trozos

1 taza de lechuga roja, en trozos

1 taza de repollo morado, en trozos

1 taza de pepino, en rodajas

1 zanahoria grande, en rodajas

Preparación:

Recortar las hojas externas de la alcachofa. Trozar y dejar a un lado.

Lavar la albahaca con agua fría y trozarla. Dejar a un lado.

Combinar la lechuga y repollo en un colador grande y lavar bajo agua fría. Colar y trozar. Dejar a un lado.

Lavar el pepino y cortarlo en rodajas finas. Rellenar un vaso medidor y reservar el resto en la nevera.

Lavar y pelar la zanahoria. Cortar en rodajas finas y dejar a un lado.

Combinar la alcachofa, albahaca, lechuga, repollo, pepino y zanahoria en una juguera, y pulsar. Transferir a un vaso y servir inmediatamente.

Información nutricional por porción: Kcal: 88, Proteínas: 7.6g, Carbohidratos: 30.1g, Grasas: 0.7g

46. Jugo de Palta y Ciruela

Ingredientes:

1 taza de palta, en cubos

2 ciruelas enteras, en trozos

1 lima entera, sin carozo y en trozos

1 pera pequeña, en trozos

2 onzas de agua de coco

¼ cucharadita de jengibre, molido

Preparación:

Pelar la palta y cortarla por la mitad. Remover el carozo y cortar en cubos pequeños. Rellenar un vaso medidor y reservar el resto.

Lavar las ciruelas y cortarlas por la mitad. Remover los carozos y trozar. Dejar a un lado.

Pelar la lima y cortarla por la mitad. Dejar a un lado.

Lavar la pera y cortarla por la mitad. Remover el centro y trozar. Dejar a un lado.

Combinar la palta, ciruelas, lima y pera en una juguera, y pulsar. Transferir a un vaso y añadir el agua de coco y jengibre.

Agregar hielo y servir inmediatamente.

Información nutricional por porción: Kcal: 328, Proteínas: 4.6g, Carbohidratos: 54.1g, Grasas: 22.6g

47.   Jugo de Brotes de Bruselas y Zanahorias

Ingredientes:

2 tazas de Brotes de Bruselas, por la mitad

2 rábanos grandes, en trozos

1 calabacín pequeño, en trozos

1 taza de pepino, en rodajas

2 zanahorias grandes, en rodajas

¼ cucharadita de cúrcuma, molida

Preparación:

Lavar los brotes de Bruselas y recortar las capas externas. Cortarlos por la mitad y rellenar un vaso medidor. Reservar el resto en la nevera.

Lavar los rábanos y recortar las partes verdes. Pelar y trozar. Dejar a un lado.

Lavar el calabacín y cortar en rodajas finas. Dejar a un lado.

Lavar el pepino y cortarlo en rodajas finas. Rellenar un vaso medidor y reservar el resto.

Lavar y pelar las zanahorias. Cortar en rodajas finas y dejar a un lado.

Combinar los brotes de Bruselas, rábanos, calabacín, pepino y zanahorias en una juguera, y pulsar. Transferir a un vaso y añadir la cúrcuma. Refrigerar 15 minutos antes de servir.

Información nutricional por porción: Kcal: 118, Proteínas: 9.2g, Carbohidratos: 35.7g, Grasas: 1.3g

OTROS TITULOS DE ESTE AUTOR

70 Recetas De Comidas Efectivas Para Prevenir Y Resolver Sus Problemas De Sobrepeso: Queme Calorías Rápido Usando Dietas Apropiadas y Nutrición Inteligente

Por Joe Correa CSN

48 Recetas De Comidas Para Eliminar El Acné: ¡El Camino Rápido y Natural Para Reparar Sus Problemas de Acné En 10 Días O Menos!

Por Joe Correa CSN

41 Recetas De Comidas Para Prevenir el Alzheimer: ¡Reduzca El Riesgo de Contraer La Enfermedad de Alzheimer De Forma Natural!

Por Joe Correa CSN

70 Recetas De Comidas Efectivas Para El Cáncer De Mama: Prevenga Y Combata El Cáncer De Mama Con una Nutrición Inteligente y Alimentos Poderosos

Por Joe Correa CSN

9 781635 317053